常用隐形眼镜及护理产品

曹黄惠华　刘陇黔　杨　必　主编

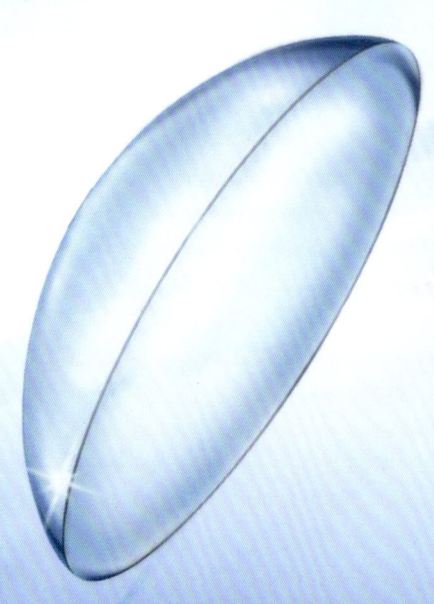

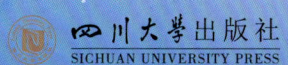

图书在版编目（CIP）数据

常用隐形眼镜及护理产品 / 曹黄惠华，刘陇黔，杨必主编． -- 成都：四川大学出版社，2025.3． -- ISBN 978-7-5690-7749-0

Ⅰ．R778.3

中国国家版本馆CIP数据核字第2025Z78F08号

书　　名：常用隐形眼镜及护理产品
　　　　　Changyong Yinxing Yanjing ji Huli Chanpin
主　　编：曹黄惠华　刘陇黔　杨　必

选题策划：许　弈
责任编辑：倪德君
责任校对：李　梅
装帧设计：胜翔设计
责任印制：李金兰

出版发行：四川大学出版社有限责任公司
　　　　　地址：成都市一环路南一段24号（610065）
　　　　　电话：（028）85408311（发行部）、85400276（总编室）
　　　　　电子邮箱：scupress@vip.163.com
　　　　　网址：https://press.scu.edu.cn
印前制作：四川胜翔数码印务设计有限公司
印刷装订：四川盛图彩色印刷有限公司

成品尺寸：170 mm×240 mm
印　　张：3
字　　数：64千字

版　　次：2025年5月　第1版
印　　次：2025年5月　第1次印刷
定　　价：50.00元

本社图书如有印装质量问题，请联系发行部调换

版权所有 ◆ 侵权必究

扫码获取数字资源

四川大学出版社
微信公众号

前言

接触镜（Contact Lens），又称为隐形眼镜，是眼科及视光临床工作中常用的屈光不正矫正手段。接触镜在我国被国家药品监督管理局列为第三类医疗器械。除了仔细、全面的眼部检查和配后随访，选择合适的接触镜、确保规范使用接触镜，对接触镜的有效性和安全性至关重要。

四川大学华西医院眼视光团队收集和整理了国内不同品牌的软性和硬性接触镜（包括角膜塑形镜和巩膜镜）、不同类别的接触镜护理产品信息，完成了这本《常用隐形眼镜及护理产品》手册。手册最后还附有软性接触镜和硬性透气性接触镜的配前检查和验配流程、复查随访注意事项，供眼科及视光临床工作者、接触镜使用者参考。

Preamble

Contact lenses are commonly employed by ophthalmologists and optometrists for effective correction of refractive errors. They are classified as class III medical device in mainland China by China National Medical Products Administration. Apart from careful and comprehensive eye examination and aftercare, selection of appropriate contact lenses and application is crucial for effective and safe use. In West China Hospital of Sichuan University, Department of Optometry and Vision Sciences, we have collected information of different brands of soft and rigid (including orthokeratology and scleral) contact lenses available in mainland China and published a *Contact Lens Product Handbook*. This handbook also contains information about care products, which are commercially available in mainland China. In the end of this handbook, the keypoints of preliminary and fitting visit, delivery and aftercare consultation for soft contact lens and RGP are introduced. The purpose of this handbook is to serve as a reference for eye care practitioners to help them select appropriate brand/type of contact lenses and care products for their patients.

特别说明

本书中的接触镜及其护理产品相关信息由各生产商提供,并在出版前由生产商再次核实确认。

目录

一、硅水凝胶软性接触镜

（一）球面软性接触镜　　　　　　　　　　01
（二）环曲面软性接触镜　　　　　　　　　02
（三）美容镜片　　　　　　　　　　　　　03
（四）特殊设计软性接触镜　　　　　　　　03

二、水凝胶软性接触镜

（一）球面软性接触镜　　　　　　　　　　04
（二）环曲面软性接触镜　　　　　　　　　05
（三）渐变多焦软性接触镜　　　　　　　　05
（四）美容镜片　　　　　　　　　　　　　06
（五）特殊设计软性接触镜　　　　　　　　07

三、硬性接触镜

（一）球面/非球面RGP　　　　　　　　　　08
（二）角膜塑形镜　　　　　　　　　　　　09
（三）特殊设计硬性接触镜　　　　　　　　13
（四）巩膜镜　　　　　　　　　　　　　　14

四、护理产品

（一）软性接触镜多功能护理液　　15
（二）软性接触镜双氧水系统　　15
（三）硬性接触镜多功能护理液　　16
（四）硬性接触镜双氧水系统　　17
（五）除蛋白液　　17
（六）硬性接触镜清洁液　　17

五、生理盐水 / 18

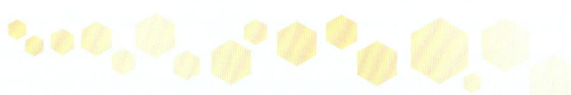

六、润眼液 / 19

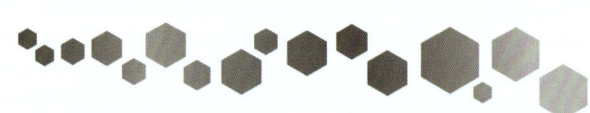

七、接触镜电泳解离除蛋白杀菌护理仪器 / 20

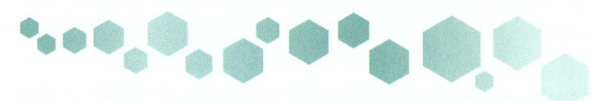

八、软性接触镜和硬性透气性接触镜的配前检查和验配

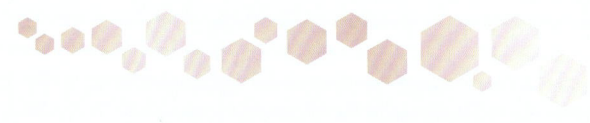

（一）病史采集和配前检查的目的　　21
（二）病史采集　　21
（三）配前检查　　21
（四）接触镜的验配方法　　23
（五）接触镜验配注意事项　　25
（六）接触镜处方书写　　25

九、软性接触镜和硬性透气性接触镜的配发

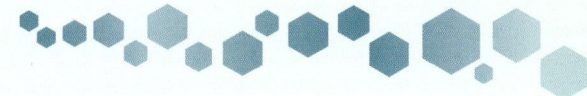

（一）配镜者的卫生指导	26
（二）接触镜镜片护理指导	26
（三）接触镜配件护理指导	27
（四）制定接触镜配戴时间表	27
（五）制定复查随访时间表	27

十、软性接触镜和硬性透气性接触镜的复查随访

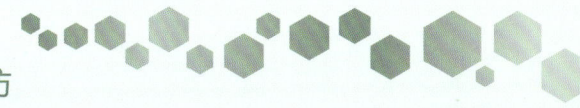

（一）复查随访的内容	29
（二）复查随访时需要询问配镜者的信息	29
（三）接触镜镜片配适评估	31
（四）戴镜状态下评估眼睛健康情况	32
（五）片上验光	32
（六）调节功能和双眼功能检查	32
（七）摘镜后评估配镜者眼睛健康情况	32
（八）接触镜镜片检查	33
（九）异常情况处理	34
（十）检查配镜者的摘戴护理流程	34
（十一）复查随访总结	34

一、硅水凝胶软性接触镜

（一）球面软性接触镜

表1 常用球面软性接触镜产品参数

生产商（经销商）	产品名称（使用周期）	材料*	后顶点光度（D）	基弧(mm)/镜片直径(mm)/中央厚度(mm)#	颜色	备注
北京博士伦眼睛护理产品有限公司	Ultra奥澈日抛软性亲水接触镜（日抛）	硅水凝胶kalifilcon A/134/V/55%/—	−1.00～−12.00	8.60/14.20/0.080	淡水蓝	
库博光学产品贸易（上海）有限公司	MyDay美怡天（日抛）	硅水凝胶stenfilcon A/80/V/54%/0.4	−1.00～−10.00 [>−6.00（0.50）]	8.40/14.20/0.080	湖蓝色（操作性染色）	
库博光学产品贸易（上海）有限公司	Clariti 1 day珂朗清（日抛）	硅水凝胶somofilcon A/60/V/56%/0.5	−1.00～−10.00 [>−6.00（0.50）]	8.60/14.10/0.070	无	
库博光学产品贸易（上海）有限公司	Biofinity佰润明（月抛）	硅水凝胶comfilcon A/128/V/48%/0.75	+15.00～−20.00 [>−6.00（0.50）]	8.60/14.00/0.075	淡蓝色（操作性染色）	佰润明Extra月抛：+8.00～−0.75D和−10.00～−12.00D 佰视明Biofinity XR月抛：+8.50～+15.00D和−12.50～−20.00D
库博光学产品贸易（上海）有限公司	Avaira Vitality爱维舒（月抛）	硅水凝胶fanfilcon A/90/V/55%/0.6	+8.00～−12.00	8.40/14.20/0.074	湖蓝色（操作性染色）	*度数范围明细：+6.00～−6.00D（0.25D）−6.50～−12.00D（0.50D）+6.50～+8.00D（0.50D）
强生视力健商贸（上海）有限公司	安视优欧舒适日抛ACUVUE Oasys（1 day）（日抛）	硅水凝胶senofilcon A/121/V/38%/0.68	−0.50～−6.00（0.25）−6.50～−12.00（0.50）	8.50/14.30/0.085	无色	1类紫外线防护
强生视力健商贸（上海）有限公司	安视优欧舒适双周抛ACUVUE Oasys（2 weeks）（双周抛）	硅水凝胶senofilcon A/109/V/38%/0.69	−0.50～−6.00（0.25）−6.50～−12.00（0.50）	8.40、8.80/14.00/0.070	无色	1类紫外线防护
海昌隐形眼镜有限公司	海昌O2BANLANCE晴透氧硅水凝胶日抛（日抛）	PDMS1、PDMS2、HEMA、NVP、EGDMA、ADVN、紫外吸收剂及着色/120/Ⅲ/47%/—	0.00～−12.00	8.80/14.10/0.080	淡蓝色	
爱博诺德（北京）医疗科技股份有限公司	普诺瞳软性亲水接触镜（日抛）	PDMS聚合物/60/V/43%/—	−0.50～−10.00	8.60/14.20/0.070	水蓝色	

材料*：名称/Dk（10^{-11} Fatt unit at 35℃）/FDA分类/含水量（%）/弹性模量（Mpa）。
中央厚度(mm)#：镜片光度为−3.00D时的中央厚度。

常用隐形眼镜及护理产品

（二）环曲面软性接触镜

表2 常用环曲面软性接触镜产品参数

生产商（经销商）	产品名称（使用周期）	材料※	后顶点光度球镜（D）	后顶点光度柱镜（D）	基弧（mm）/镜片直径（mm）/中央厚度（mm）#	颜色/片标	备注
库博光学产品贸易（上海）有限公司	MyDay toric 美怡天散光（日抛）	硅水凝胶stenfilcon A/80/**V**/54%/0.4	0.00～-10.00 [>-6.00（0.50）]	-0.75 -1.25 -1.75 -2.25	8.60/14.50/0.10	湖蓝色（操作性染色）/6点	柱镜（D）：-0.75，-1.25，-1.75，轴位（°）：160～20，70～110；柱镜-2.25D，轴位（°）：10，20，90，160，170，180
库博光学产品贸易（上海）有限公司	Biofinity toric 佰视明散光（月抛）	硅水凝胶comfilcon A/128/**V**/48%/0.75	+8.00～-10.00 [>-6.00（0.50）]	-0.75 -1.25 -1.75 -2.25	8.70/14.50/0.11	淡蓝色（操作性染色）/6点	轴向（°）：10～180（10）
强生视力健商贸（上海）有限公司	安视优欧舒适散光日抛 ACUVUE Oasys Astig（1 day）（日抛）	硅水凝胶senofilcon A/121/**V**/38%/0.66	0.00～-6.00（0.25） -6.50～-9.00（0.50）	-0.75～-1.75（0.50） -2.25	8.50/14.30/0.08	无色	1类紫外线防护 ①低度近视：柱镜-0.75～-1.75D（0.50） 轴位10°～180°；柱镜-2.25D 轴位（°）：10，20，70～110，160～180 ②高度近视：柱镜-0.75～-1.75D（0.50） 轴位（°）：10，20，70～110，160～180
强生视力健商贸（上海）有限公司	安视优欧舒适散光双周抛 ACUVUE Oasys Astig（2 weeks）（双周抛）	硅水凝胶senofilcon A/129/**V**/38%/0.69	0.00～-6.00（0.25） -6.50～-9.00（0.50） +0.25～+4.00 +4.25～+6.00	低度近视时柱镜：-0.75～-1.75（0.50） -2.25，-2.75 高度近视时柱镜：-0.75 -1.25 -1.75 -2.25 -2.75 远视时柱镜：-0.75～-1.75（0.50）	8.60/14.50/0.08	无色	1类紫外线防护 ①低度近视：柱镜-0.75～-1.75D（0.50） 轴位：10°～180°；柱镜：-2.25D，-2.75D 轴位（°）：10，20，70～110，160～180 ②高度近视：柱镜-0.75D，-1.25D 轴位：10°～180°；柱镜：-1.75D，-2.25D，-2.75D 轴位（°）：10，20，160～180 ③远视：柱镜-0.75～-1.75D（0.50） 轴位（°）10，20，70～110，160～180

材料※：名称/Dk（10^{-11} Fatt unit at 35℃）/FDA分类/含水量（%）/弹性模量（Mpa）。
中央厚度（mm）#：镜片光度为-3.00D时的中央厚度。

一、硅水凝胶软性接触镜

(三) 美容镜片

表3 常用美容镜片产品参数

生产商(经销商)	产品名称 (使用周期)	材料*	后顶点光度 (D)	基弧(mm)/ 镜片直径(mm)/ 中央厚度(mm)#	颜色
海昌隐形眼镜有限公司	海昌Flyone O2Light 硅水凝胶彩片日抛 (日抛)	NVP+SiloxaneMacromer, 含有紫外线吸收剂及染色剂 /120/Ⅲ/47%	0.00~-12.00	8.80/14.10/0.08	黑色 棕色

材料*: 名称/Dk(10⁻¹¹ Fatt unit at 35℃)/FDA分类/含水量(%)。
中央厚度(mm)#: 镜片光度为-3.00D时的中央厚度。

(四) 特殊设计软性接触镜

表4 常用特殊设计软性接触镜产品参数

生产商(经销商)	产品名称 (抛弃周期)	材料*	后顶点光度 (D)	基弧(mm)/ 镜片直径(mm)/ 中央厚度(mm)#	颜色	备注 (镜片特殊作用, 如抗紫外线)
强生视力健商贸(上海)有限公司	安视优Abiliti近视防控离焦日抛 ACUVUE Abiliti (1 day)(日抛)	硅水凝胶senofilcon A/121/Ⅴ/38%/0.68	-0.25~-8.00 (0.25)	7.90/13.80/0.085	无色	儿童青少年近视管理离焦软镜 1类紫外线防护 (截至2024年,国内仅在港澳台上市)
海昌隐形眼镜有限公司	海昌欧视氧EASY O2日抛(日抛)	乙烯基吡咯烷酮、甲基丙烯酸甲酯、(3-甲基丙烯酰氧基-2-羟基丙氧基)丙基双(三甲基)甲基硅烷/85/Ⅲ/46%/—	0.00~-12.00	8.80/14.00/0.070	淡蓝色	
爱博诺德(北京)医疗科技股份有限公司	普诺瞳®高次非球面软性亲水接触镜(日抛)	PDMS聚合物/60/Ⅴ/43%/—	-0.50~-10.00	8.60/14.20/0.070	水蓝色	高次非球面设计

材料*: 名称/Dk(10⁻¹¹ Fatt unit at 35℃)/FDA分类/含水量(%)/弹性模量(Mpa)。
中央厚度(mm)#: 镜片光度为-3.00D时的中央厚度。

二、水凝胶软性接触镜

（一）球面软性接触镜

表5　常用球面软性接触镜产品参数

生产商（经销商）	产品名称（使用周期）	材料#	后顶点光度（D）	基弧（mm）/镜片直径（mm）/中央厚度（mm）#	颜色	备注
库博光学产品贸易（上海）有限公司	Proclear宝舒润（日抛）	omafilcon A（PC）/27/Ⅱ/60%/—	−1.00~−12.00 [>−6.00（0.50）]	8.70/14.20/0.090	蓝色	（操作性染色）
库博光学产品贸易（上海）有限公司	Biomedics 1 day Extra倍明视（日抛）	ocufilcon D/19.6/Ⅳ/55%/—	−1.00~−10.00 [>−6.00（0.50）]	8.60/14.20/0.075	蓝色	（操作性染色）
强生视力健商贸（上海）有限公司	安视优舒日日抛 ACUVUE Moist（1 day）（日抛）	etafilcon A/25.5/Ⅳ/59%/0.26	−0.50~−6.00（0.25）−6.50~−12.00（0.50）	8.50/14.20/0.084	无色	2类紫外线防护
上海卫康光学眼镜有限公司	软式亲水接触镜彩瞳半年抛（半年抛）	甲基丙烯酸羟乙酯、N-乙烯基吡咯烷酮、二甲基丙烯酸乙二醇酯、紫外线吸收剂及着色剂聚合而成/—/—/—	−1.00~−9.00	8.40/14.00/0.100	淡蓝色	
海昌隐形眼镜有限公司	海昌eye100%日抛（日抛）	甲基丙烯酸羟乙酯、乙二醇二甲基丙烯酸酯、丙三醇、甲基丙烯酸、添加光引发剂、紫外线吸收剂及着色剂/19.7/Ⅲ/55%/—	0.00~−12.00	8.60/14.00/0.080	蓝绿色	
爱博诺德（北京）医疗科技股份有限公司	软性亲水接触镜iBright 1-Day Blue（日抛）	HEMA聚合物/12/Ⅰ/43%/—	0.00~−10.00	8.40~8.90/14.00~14.50/0.087	淡蓝色	
爱博诺德（北京）医疗科技股份有限公司	软性亲水接触镜EyeCare（日抛）	HEMA聚合物/28/Ⅳ/55%/—	0.00~−10.00	8.30~9.00/13.80~14.50/0.080	水蓝色	
爱博诺德（北京）医疗科技股份有限公司	软性亲水接触镜38蓝日（日抛）	HEMA聚合物/9.5/Ⅰ/38%/—	−0.50~−10.00	8.60/14.20/0.070	淡蓝色	

材料#：名称/Dk（10^{-11} Fatt unit at 35℃）/FDA分类/含水量（%）/弹性模量（Mpa）。
中央厚度（mm）#：镜片光度为−3.00D时的中央厚度。

二、水凝胶软性接触镜

(二) 环曲面软性接触镜

表6 常用环曲面软性接触镜产品参数

生产商 (经销商)	产品名称 (使用周期)	材料*	后顶点光度 球镜(D)	后顶点 光度柱镜 (D)	基弧(mm)/ 镜片直径(mm)/ 中央厚度(mm)#	颜色/片标	备注
北京博士伦眼睛护理产品有限公司	博乐纯日抛散光软性亲水接触镜 (日抛)	超水胶nesofilcon A/42/Ⅱ/78%/—	0.00~-6.00 (0.25) -6.00~-9.00 (0.50)	-0.75~ -2.75 (0.25)	8.40/14.50/0.100	淡水蓝/六点钟旋转指示线	散光设计仿自然眨眼动态 轴位(°)： 0~180(10)
库博光学产品贸易(上海)有限公司	Biomedics 1 day Extra Toric倍明视散光 (日抛)	ocufilcon D/19.7/Ⅳ/55%/—	0.00~-10.00 [>-6.00 (0.50)]	-0.75 -1.25 -1.75	8.70/14.50/0.109	蓝色(操作性染色)/6点	①0.00~-7.00D 柱镜(D)： -0.75、-1.25、-1.75 轴向(°)： 20、90、160、180 ②-7.50~-10.00D 柱镜(D)： -0.75、-1.25、-1.75 轴位(°)：90、180
强生视力健商贸(上海)有限公司	ACUVUE Moist Astig (1 day) (日抛)	etafilcon A/23.8/Ⅳ/59%/0.27	0.00~-6.00 (0.25) -6.50~-9.00 (0.50)	-0.75~ -1.75 (0.50) -2.25	8.50/14.50/0.090	无色	2类紫外线防护 ①低度近视： 柱镜(D)： -0.75~-1.75(0.50) 轴位(°)： 10~180 柱镜：-2.25D 轴位(°)：10、20、70~110、160~180 ②高度近视： 柱镜(D)： -0.75~-1.75(0.50) 轴位(°)：10、20、70~110、160~180

材料*：名称/Dk(10⁻¹¹ Fatt unit at 35℃)/FDA分类/含水量(%)/弹性模量(Mpa)。
中央厚度(mm)#：镜片光度为-3.00D时的中央厚度。

(三) 渐变多焦软性接触镜

表7 常用渐变多焦软性接触镜产品参数

生产商 (经销商)	产品名称 (抛弃周期)	材料*	后顶点光度 远距(D)	后顶点光度 近距(D)	基弧(mm)/ 镜片直径(mm)/ 中央厚度(mm)#	备注 (设计/颜色)
北京博士伦眼睛护理产品有限公司	清朗渐进多焦点月抛软性亲水接触镜 (月抛)	水凝胶/Ⅰ/38.6%	0.00~-7.00	低下加： +0.75~+1.50 高下加： +1.75~+2.50	9.00/14.50/0.10±0.02	同心圆设计：非球面渐进多焦设计产生多个光度，体验全距离清晰视野，同时矫正老视和近视

材料*：名称/Dk(10⁻¹¹ Fatt unit at 35℃)/FDA分类/含水量(%)。
中央厚度(mm)#：镜片光度为-3.00D时的中央厚度。

（四）美容镜片

表8　常用美容镜片产品参数

生产商（经销商）	产品名称（使用周期）	材料※	后顶点光度（D）	基弧(mm)/镜片直径(mm)/中央厚度(mm)#	颜色	备注（中央光学区直径；设计）
强生视力健商贸（上海）有限公司	ACUVUE Define（1 day）（日抛）	etafilcon A/25.5/Ⅳ/59%/0.27	0.00 -0.50～-6.00（-0.25） -6.50～-12.00（-0.50）	8.50/14.20/0.084	棕灰金色、黑棕金色、黑灰金色、棕色、黑色、灰金	2类紫外线防护
海昌隐形眼镜有限公司	海昌星眸追光月抛（月抛）	HEMA、EGDMA及丙三醇及着色剂/8.9/Ⅲ/38%/—	0.00～-12.00	8.60/14.00/0.08	蓝色、绿色、紫色、棕色、灰色、黑色	
爱博诺德（北京）医疗科技股份有限公司	软性亲水接触镜 iBright 1-Day Focus（日抛）	HEMA聚合物/9.5/Ⅰ/38.5%/—	0.00～-10.00	8.60～8.90/14.00～14.50/0.089	灰色、黑色、棕色、蓝色、紫色、粉色、绿色、褐色（巧克力色）	中央光学区直径≥7mm
爱博诺德（北京）医疗科技股份有限公司	软性亲水接触镜 Focus（半年抛）	HEMA聚合物/9.5/Ⅰ/38.5%/—	0.00～-10.00	8.00、8.60、8.70、8.80、8.90/12.50、14.00、14.20、14.30、14.50/0.089	灰色、黑色、棕色、蓝色、紫色、粉色、绿色、褐色	中央光学区直径≥7mm
爱博诺德（北京）医疗科技股份有限公司	软性亲水接触镜 Color Eye（日抛）	HEMA聚合物/12/Ⅰ/43%/—	0.00～-10.00	8.40～8.90/14.00～14.50/0.087	灰色、黑色、棕色、蓝色、紫色、绿色、褐色（巧克力色）、粉色	中央光学区直径≥7mm
爱博诺德（北京）医疗科技股份有限公司	软性亲水接触镜 iBright 1-Day Moist（日抛）	HEMA聚合物/12/Ⅰ/43%/—	0.00～-10.00	8.40～8.90/14.00～14.50/0.087	灰色、黑色、棕色、蓝色、紫色、绿色、褐色（巧克力色）、粉色	中央光学区直径≥7mm
爱博诺德（北京）医疗科技股份有限公司	软性亲水接触镜 Moist（月抛）	HEMA聚合物/12/Ⅰ/43%/—	0.00～-10.00	8.40～8.90/14.00～14.50/0.087	灰色、黑色、棕色、蓝色、紫色、绿色、褐色（巧克力色）、粉色	中央光学区直径≥7mm
爱博诺德（北京）医疗科技股份有限公司	软性亲水接触镜 iBright 1-Day Super（日抛）	etafilcon A/23.6/Ⅳ/58%/—	0.00～-12.00	8.30～8.70/14.00～14.20/0.08	黑色、棕色、褐色（巧克力色）、粉色、紫色、灰色、蓝色、绿色、金色、银色、混合色	中央光学区直径≥7mm
爱博诺德（北京）医疗科技股份有限公司	软性亲水接触镜 55彩日（日抛）	HEMA聚合物/22.4/Ⅳ/55%/—	0.00～-10.00	8.60/14.20/0.08	单彩：黑色、灰色、棕色 双彩：蓝色、绿色、紫色、灰色、棕色、黄色、红色、黑色 三彩：蓝色、绿色、紫色、灰色、棕色、黄色、红色、黑色	中央光学区直径≥7mm
爱博诺德（北京）医疗科技股份有限公司	软性亲水接触镜 38彩日（日抛）	HEMA聚合物/9.5/Ⅰ/38%/—	0.00～-10.00	8.60/14.00、14.20、14.30、14.50/0.065	单彩：黑色、灰色、棕色 双彩：蓝色、绿色、紫色、灰色、棕色、黄色、红色、黑色 三彩：蓝色、绿色、紫色、灰色、棕色、黄色、红色、黑色	中央光学区直径≥7mm
爱博诺德（北京）医疗科技股份有限公司	软性亲水接触镜 38彩月（月抛）	HEMA聚合物/9.5/Ⅰ/38%/—	0.00～-10.00	8.60/14.00、14.20、14.30、14.50/0.065	单彩：黑色、灰色、棕色 双彩：蓝色、绿色、紫色、灰色、棕色、黄色、红色、黑色 三彩：蓝色、绿色、紫色、灰色、棕色、黄色、红色、黑色	中央光学区直径≥7mm
爱博诺德（北京）医疗科技股份有限公司	软性亲水接触镜 38彩半年抛（半年抛）	HEMA聚合物/9.5/Ⅰ/38%/—	0.00～-10.00	8.60/14.00、14.20、14.30、14.50/0.07	单彩：黑色、灰色、棕色 双彩：蓝色、绿色、紫色、灰色、棕色、黄色、红色、黑色 三彩：蓝色、绿色、紫色、灰色、棕色、黄色、红色、黑色	中央光学区直径≥7mm

材料※：名称/Dk（10^{-11} Fatt unit at 35℃）/FDA分类/含水量（%）/弹性模量（Mpa）。
中央厚度（mm）#：镜片光度为-3.00D时的中央厚度。

(五)特殊设计软性接触镜

表9 常用特殊设计软性接触镜产品参数

生产商 (经销商)	产品名称 (使用周期)	材料*	后顶点光度 (D)	基弧(mm)/ 镜片直径(mm)/ 中央厚度(mm)#	颜色	备注 (镜片特殊作用, 如:抗紫外线)
库博光学产品贸易(上海)有限公司	MiSight软性亲水接触镜(日抛)	omafilcon A/25/—/60%/0.4	-0.25~-7.00 -0.25~-6.00 (0.25) -6.50~-7.00 (0.50)	8.70/14.20/0.09	蓝色(操作性染色)	产品设计:同心双焦设计(四个同心圆光学区:第一、第三光学区为视力矫正区,第二、第四光学区为治疗区),部分光学区光线可聚焦于视网膜前,形成近视离焦,以期延缓患者眼轴长度变化
海昌隐形眼镜有限公司	海昌SUPERCLEAR BLUEBUFF(日抛)	甲基丙烯酸羟乙酯、乙二醇二甲基丙烯酸酯、甲基丙烯酸、紫外线吸收剂/10.5/Ⅲ/38%/—	-0.50~-10.00	8.60/14.00/0.05	淡蓝色	

材料*:名称/Dk(10^{-11} Fatt unit at 35℃)/FDA分类/含水量(%)/弹性模量(Mpa)。
中央厚度(mm)#:镜片光度为-3.00D时的中央厚度。

三、硬性接触镜（RGP）

（一）球面/非球面RGP

表10　常用球面/非球面RGP产品参数

生产商（经销商）	产品名称	材料/Dk*/颜色	后顶点光度（D）	基弧(mm)/镜片直径(mm)/中央厚度(mm)#	设计	备注
上海得沛鸥光学眼镜集团有限公司	EV大直径RGP	Boston EO/58/淡蓝色、蓝色	−20.00~+20.00	6.00~10.00(0.05)/7.00~11.00(0.10)/0.16	非球面	
上海得沛鸥光学眼镜集团有限公司	EV平坦型RGP	Boston EO/58/淡蓝色、蓝色	−20.00~+20.00	6.00~10.00(0.05)/7.00~11.00(0.10)/0.16	非球面	
上海艾康特医疗科技有限公司	艾康菲硬性角膜接触镜	氟硅丙烯酸酯/100/左蓝右绿	−25.00~+25.00	7.00~8.60/8.50~10.50/—		
爱博诺德（北京）医疗科技股份有限公司	iBright®普诺瞳®硬性透气角膜接触镜	氟硅丙烯酸酯聚合物/125/蓝色或绿色	−25.00~−1.00	7.00~8.50/7.00~11.00/0.15左右	前后表面非球面	前表面有零球差设计或渐进离焦设计
荷兰普罗克尼有限公司	HK-ONE	Boston XO/100/冰蓝色	−20.00~+20.00	7.10~9.00/9.60、9.90、10.20/0.16~0.50	单焦双非球面设计	
韩国露晰得有限公司	硬性角膜接触镜	Boston XO/75/淡蓝色、淡绿色、淡紫色	−20.00~+20.00	7.00~9.20/8.00~11.00/0.11~0.60	非球面	

Dk*: 10^{-11} Fatt unit at 35℃。
中央厚度(mm)#: 镜片光度为−3.00D时的中央厚度。

三、硬性接触镜（RGP）

（二）角膜塑形镜

表11　常用角膜塑形镜产品参数

生产商（经销商）	产品名称	材料/Dk※/颜色	基弧（D）	VST 反转弧（mm） 定位弧（mm） 边弧（mm） 后顶点光度（D） 曲率（D）/宽度（mm）	CRT 反转区矢高（μm）/宽度（mm） 着陆区角度（°）/宽度（mm）	镜片直径（mm）/中央厚度（mm）#	设计	备注
深圳市新产业眼科新技术有限公司（珠海艾格视光科技有限公司）	角膜塑形用硬性透气接触镜（夜戴型）	硬性透气丙烯酸酯/125/左蓝右绿	32.75~46.00	0.45~0.95（0.05） 0.80~1.50 0.50 −2.00~+2.00 32.75~46.00/ 5.50~6.50		9.60~11.40/（0.10）/0.22	四区五弧	（1）TFT专利技术：中心定位性能更稳定、配戴更安全、塑形效果更理想 （2）可变离焦个性化定制：光学区采用非球面设计，离焦量和离焦位置自由设定，实现视觉质量与近视防控双效兼得 （3）创新自由轴向定位设计：无需试戴，直接定制，解决非对称角膜易偏位难题
上海得沛鸥光学眼镜集团有限公司	EV角膜塑形镜（常规片/环曲片）	Boston EqualensⅡ/85/蓝色、绿色	34.00~45.00	0.60~0.95 0.60~1.10 — +1.50~−5.00		9.60~11.60/0.25	四区五弧	
上海艾康特医疗科技有限公司	艾康菲角膜塑形用硬性透气性接触镜	氟硅丙烯酸酯/100/左蓝右绿	33.50~46.75	—		9.50~12.00/0.22	ACT设计：基弧非球面设计；反转区弧面设计；配适区切线设计	光学区直径（OZD）：5.00mm、5.50mm、6.00mm

续表

生产商（经销商）	产品名称	材料/Dk※/颜色	基弧(D)	VST 反转弧(mm) 定位弧(mm) 边弧(mm) 后顶点光度(D) 曲率(D)/宽度(mm)	CRT 反转区矢高(μm)/宽度(mm) 着陆区角度(°)/宽度(mm)	镜片直径(mm)/中央厚度(mm)#	设计	备注
欧几里德视光集团	①Essential ②Essential Toric	Boston Equalens Ⅱ/95/左蓝右绿	33.25~46.75	0.50 0.70(0.60~0.70)和0.50(0.40~0.70) 0.50 +0.75 39.25~46.75/1.00~1.40	不适用	10.20~11.00 0.22	四区五弧环曲设计（RC、AC双弧段设计，环曲量最高不超过2.50D）	平K(D)：39.50~46.25 直径(mm)：10.20~11.00（0.20） R(D)x：-5.00~-1.00（0.25） 环曲量(D)：0.75~2.50（0.25） Jessen Factor=0.75D，不可更改 除平K、Rx、环曲量、镜片直径，其余参数无法自行修改
	①Advance ②Advance Toric	Boston Equalens Ⅱ/95/左蓝右绿	33.25~46.75	0.50(0.30~0.70) 0.70(0.50~0.80)和0.50(0.40~0.80) 0.50(0.40~0.60) +0.75 37.50~48.00/0.90~1.60	不适用	9.80~11.60 0.22	四区五弧环曲设计（RC、AC双弧段设计，环曲量最高不超过3.00D）	平K(D)：37.50~48.00（0.01） 直径(mm)：9.80~11.60（0.10） Rx(D)：-5.00~0.00（0.25） 环曲量(D)：0.00~3.00（0.25） Jessen Factor=1.00D，可自行修改（0.75~2.50D，0.25D） Advance系列各个弧段曲率半径、直径定制范围都大于Essential系列，且都可自由更改

续表

生产商（经销商）	产品名称	材料/Dk*/颜色	基弧(D)	VST 反转弧(mm) 定位弧(mm) 边弧(mm) 后顶点光度(D) 曲率(D)/宽度(mm)	CRT 反转区矢高(μm)/宽度(mm) 着陆区角度(°)/宽度(mm)	镜片直径(mm)/中央厚度(mm)#	设计	备注
亨泰光学股份有限公司（厦门南鹏亨泰科技开发有限公司）	角膜塑形用硬性透气接触镜（Hiline overnight orthokeratology contact lens）	Boston® Equalens Ⅱ/85/蓝色、绿色	33.98~45.00	—/0.60 —/0.80~1.80 10.50~12.00/0.40 0.00~-4.00 —	不适用	9.60~11.60 0.22	四弧	
阿迩发（无锡）医疗科技有限公司（北京远程视觉科技有限公司）	阿迩发角膜塑形用硬性透气接触镜	Boston EM/104/蓝色，透明	33.25~47.00	—/0.60(0.30~1.30) —/1.30(0.80~2.00) —/0.40(0.20~0.50) —/+0.75~+1.00 —	不适用	9.60~11.60 (0.10) 0.05~1.00 (0.01)	四区五弧	
阿迩发集团株式会社（北京远程视觉科技有限公司）	阿迩发角膜塑形用硬性透气接触镜	Boston EM/104/蓝色，透明，紫色	33.25~47.00	—/0.60(0.30~1.30) —/1.30(0.80~2.00) —/0.40(0.20~0.50) —/+0.75~+1.00 —	不适用	9.60~11.60 (0.10) 0.05~1.00 (0.01)	四区五弧	
爱博诺德（北京）医疗科技股份有限公司	iBright®普诺瞳®角膜塑形用硬性透气接触镜	氟硅丙烯酸酯聚合物/125/左蓝右绿	34.00~45.00	0.40~1.00 0.40~1.50 0.50 +0.50/+0.75	不适用	10.20~12.00 0.22	非球面设计	
荷兰普罗克尼有限公司	DreamLite	Boston XO/100/左冰蓝右紫	34.00~45.00	①反转弧曲率半径：6.00~8.00(0.01) 定位弧曲率半径：7.00~9.00(0.05) ②反转弧直径：7.20、7.80 定位弧直径：9.00~9.60 — -1.50~+2.00	不适用	10.10~11.30 (0.10) 0.22		
韩国露晰得有限公司	角膜塑形用硬性透气接触镜	Boston XO/75/淡蓝色、淡绿色、淡紫色	34.00~45.00	6.00~9.40 /6.55~9.00 12.20~19.30和6.55~10.00 —/0.50 0.00~+2.00 —	不适用	9.60~11.50 0.21~0.25	CH3	

续表

生产商（经销商）	产品名称	材料/Dk※/颜色	基弧(D)	VST 反转弧(mm) 定位弧(mm) 边弧(mm) 后顶点光度(D) 曲率(D)/宽度(mm)	CRT 反转区矢高(μm)/宽度(mm) 着陆区角度(°)/宽度(mm)	镜片直径(mm)/中央厚度(mm)#	设计	备注
亨泰光学股份有限公司	角膜塑形用硬性透气接触镜（迈儿康）	hexafocon B/106/蓝色、冰蓝色、绿色、紫色	34.00~45.00	①反转弧曲率半径：5.00~9.00(0.10)；定位弧曲率半径：7.00~9.00(0.10) ②角膜曲率：40.00~46.00D 反转弧直径：7.00；定位弧直径：8.30；— 0.00~-4.00 —	不适用	9.60~11.60 (0.10) 0.22	矢高设计	
普睿光视觉科学有限公司	CRT角膜塑形用硬性透气接触镜[Paragon CRT 100（paflufocon D）Rigid Gas Permeable Contact Lenses for Corneal Refractive Therapy]	Paragon HDS® 100（paflufocon D)/75/蓝色、绿色	39.00~48.00		0~1000/ 6.50~10.00 -25°~ -50°/ 8.20~11.95	9.50~12.00 0.15~0.25	前后表面一致,三个区域组成：①中央球形区域 ②数学算法设计的S形角膜旁中央反转区 ③非曲线"着陆区"	光学区直径(OZD)：5.00~7.00 mm
天津视达佳科技有限公司	星佳乐®全数字化定制角膜塑形镜	Optimum Extreme/125/左蓝右灰	34.00~45.00	0.30 0.50~2.25 0.50 可定制	不适用	9.60~11.60 (±0.10) 0.15~0.30 (±0.01)	数字设计技术	
天津视达佳科技有限公司	智瞳佳®智慧定制角膜塑形镜	Optimum Extreme/125/左蓝右灰	34.00~45.00	0.75 1.00~1.80 0.50 1.25 —	不适用	10.00~11.60 (±0.10) 0.22	9mm矢高设计	
欧普康视科技股份有限公司	角膜塑形用硬性透气接触镜（梦戴维）	Boston XO/100/左蓝右绿	34.00~45.00	0.40~1.00 0.40~1.50 0.20~0.60 +2.00~-5.00 —	不适用	10.00~11.50 0.15~0.30	VST	

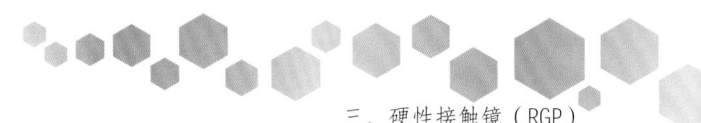

三、硬性接触镜（RGP）

续表

生产商（经销商）	产品名称	材料/Dk[*]/颜色	基弧（D）	VST 反转弧（mm） 定位弧（mm） 边弧（mm） 后顶点光度（D） 曲率（D）/宽度（mm）	CRT 反转区矢高（μm）/宽度（mm） 着陆区角度（°）/宽度（mm）	镜片直径（mm）/中央厚度（mm）[#]	设计	备注
欧普康视科技股份有限公司	角膜塑形用硬性透气接触镜（Dream Vision）	Boston XO/100/左蓝右绿	34.00~45.00	0.40~1.00 0.40~1.50 0.20~0.60 +2.00~-5.00 —	不适用	10.00~11.50 0.15~0.30	DV	

Dk[*]：10^{-11} Fatt unit at 35℃。
中央厚度（mm）[#]：镜片光度为-3.00D时的中央厚度。

（三）特殊设计硬性接触镜

表12　常用特殊设计硬性接触镜产品参数

生产商（经销商）	产品名称	材料/Dk[*]/颜色	后顶点光度（D）	基弧（mm）/镜片直径（mm）/中央厚度（mm）[#]	设计	备注
上海得沛鸥光学眼镜集团有限公司	NP角膜塑形镜常规片/环曲片	Boston EqualensⅡ/85/蓝色、绿色	-5.00~+1.50	7.50~9.93/ 9.60~11.60/ 0.25	NP轴线对齐设计；AC区使用轴线对齐设计	基弧（D）：34.00~45.00（0.25）反转弧（mm）：0.60~0.95 定位弧（mm）：0.60~1.10
上海得沛鸥光学眼镜集团有限公司	NP RGP	Boston EO/58/淡蓝、蓝色	-20.00~+20.00	6.00~10.00（0.05）/ 7.00~11.00（0.10）/ 0.16	NP轴线对齐设计	
上海得沛鸥光学眼镜集团有限公司	NP RGP周边离焦	Boston EO/58/淡蓝、蓝色	-20.00~+20.00	6.00~10.00（0.05）/ 7.00~11.00（0.10）/ 0.16	NP轴线对齐设计	

Dk[*]：10^{-11} Fatt unit at 35℃。
中央厚度（mm）[#]：镜片光度为-3.00D时的中央厚度。

（四）巩膜镜

表13　常用巩膜镜产品参数

生产商（经销商）	产品名称	材料/Dk[※]/颜色	后顶点光度（D）	矢高(μm)/镜片直径(mm)/中央厚度(mm)[#]	设计	备注
广州瑞泰生物科技有限公司	艾普柯®（Epicon A®）	Boston XO2®/141/无色	−20.00~+20.00	3200~5600/14.50、16.00[（13.50~17.00,（0.50)]/0.30、0.42	三区独立设计：光学区CCZ、过渡区LCZ、着陆区SLZ 过渡区双切线设计 TK设计 TP设计 Graft设计 Notch设计	
上海申昊目健科技发展有限公司	CS硬性巩膜接触镜 Custom Stable Rigid Gas Permeable Scleral Contact Lens	疏水氟硅丙烯酸酯/100/无色、淡蓝色	−30.00~+30.00	1880~6480/14.80、15.80、16.80、17.80/0.20~1.20	CS ELITE 环曲巩膜着陆区 CS PRIME 球形巩膜着陆区 巩膜着陆区调整+/−15	
上海艾康特医疗科技有限公司	艾康菲硬性巩膜接触镜	Boston XO/100/冰蓝色	球镜：−25.00~+25.00 柱镜：0.00~−5.00	2380~7000/14.50~16.50（0.10）/0.30	四区独立设计：光学区CCZ、旁周边区PCCZ、角膜缘区LCZ、着陆区LZ	试戴片矢高(μm)：3000~5400

Dk[※]: 10^{-11} Fatt unit at 35℃。

中央厚度(mm)[#]: 不同光度镜片中央厚度不完全相同。

四、护理产品

（一）软性接触镜多功能护理液

表14　常用软性接触镜多功能护理液产品参数

生产商(经销商)	产品名称	防腐剂	其他成份
北京博士伦眼睛护理产品有限公司	博乐纯臻润隐形眼镜多功能护理液	聚氨丙基双胍（0.00005%） 聚季铵盐-1（0.00015%） 己联双辛胍二盐酸（0.00025%）	活性成分： 透明质酸钠（HA）、柠檬酸钠、硼酸钠、氯化钾
上海优泉光学产品有限公司	优妮卡-多功能接触镜护理液	聚六亚甲基盐酸（PHMB）	PVP90、透明质酸钠、泊洛沙姆、缓冲剂等
上海优泉光学产品有限公司	优洁-多功能接触镜护理液	聚六亚甲基盐酸（PHMB）	PVP90、DEQUEST、泊洛沙姆、缓冲剂等
强生视力健商贸（上海）有限公司	安视优智护隐形眼镜多功能护理液（300mL/100mL/300+100mL）	己联双辛胍（ALX）0.00016% 改良型聚季铵盐PQ-1 0.0003%	表面活性剂：TETRONIC 904（T904）0.10% 螯合剂：乙二胺四乙酸二钠（EDTA）0.05%
上海卫康光学眼镜有限公司	QL10PHPDB005	聚氨丙基双胍	聚氨丙基双胍、氯化钠、硼酸、硼砂、依地酸二钠、泊洛沙姆407、羟丙甲纤维素、冰片
海昌隐形眼镜有限公司	海昌多效极润隐形眼镜多功能护理液	聚六亚甲基双胍	乙二胺四乙酸二钠、泊洛沙姆、羟丙基甲基纤维素、透明质酸钠、丙二醇

（二）软性接触镜双氧水系统

表15　常用软性接触镜双氧水系统产品参数

生产商(经销商)	产品名称	H_2O_2浓度	中和制剂	其他成份
上海优泉光学产品有限公司	优可伶双氧水接触镜消毒液	3%	—	—
上海优泉光学产品有限公司	优可伶双氧水接触镜消毒液中和片	—	过氧化氢酶	PVP90/Clear Lens Pro/核黄素/叶绿素等
强生视力健商贸（上海）有限公司	爱视洁双氧水隐形眼镜消毒液+双氧水隐形眼镜消毒液中和片	3%	过氧化氢酶（每片0.1mg）	中和片：维生素B_{12}天然颜色显示剂 甲基纤维素（HPMC）外膜

（三）硬性接触镜多功能护理液

表16 常用硬性接触镜多功能护理液产品参数

生产商（经销商）	产品名称	防腐剂	其他成份	备注
上海得沛鸥光学眼镜集团有限公司	鸥沛得清和丽隐形眼镜护理液	聚氨基丙基双胍（2.0ppm）乙二胺四乙酸二钠（1.1mg/mL）	硼酸、硼酸钠、Hydromol（1.0 mg/mL）、泊洛沙姆（10 mg/mL）、枸橼酸盐（0.21mg/mL）	兼顾清洁、冲洗、消毒、润滑，保存和去蛋白质沉淀功能。可自动分解蛋白质及油脂，减少眼睛感染、过敏、刺激等情况的发生。操作简单，先泡后洗，保护镜片形状，不易变形。使用方法：摘镜后，将镜片直接浸泡在护理液中。戴镜前，将浸泡一天的镜片取出，用生理盐水将镜片轻轻搓洗干净后，即可配戴
博士伦（上海）贸易有限公司	博视顿®硬性角膜接触镜护理液	氯己胺葡萄酸盐（Chlohexidine, 0.003%）、聚丙胺双胍（PAPB, 0.0005%）（消毒杀菌）	波洛沙默（清洁保湿）、羟基磷酸盐（去蛋白）、甲基葡萄糖衍生物（润湿增粘）、羟基纤维素（润湿）	
上海优泉光学产品有限公司	优卓多功能硬性角膜接触镜护理液	PHMB	泊洛沙姆、PVP90、HPMC等	
欧得士株式会社（北京远程视觉科技有限公司）	培克能角膜接触镜护理液	无	蛋白酶、阴离子表面活性剂、甘油	
爱博诺德（北京）医疗科技股份有限公司	iBright®普诺瞳®曦明®多功能硬性接触镜护理液	聚六亚甲基双胍（PHMB）	聚乙烯基吡咯烷酮（PVP K90）、泊洛沙姆407、乙二胺四乙酸二钠（EDTA-2Na）、氯化钠、硼酸、十水合四硼酸钠和纯化水	
强生视力健商贸（上海）有限公司	Totalcare隐形眼镜护理液	聚六亚甲基双胍（PHMB）0.0001%	表面活性剂：四丁酚醛 0.025% 表面活性剂：氨丁三醇1.2% 螯合剂：乙二胺四乙酸二钠（EDTA）0.05% 润滑剂：甲基纤维素（HPMC）0.15%	
欧普康视科技股份有限公司	镜特舒硬性接触镜护理液	聚六亚甲基双胍、葡萄糖酸氯己定	乙二胺四乙酸二钠、泊洛沙姆407、硼酸、硼砂、氯化钠、聚六亚甲基双胍（0.0005%）、羟丙甲基纤维素、葡萄糖酸氯己定（0.003%）、纯化水	
欧普康视科技股份有限公司	镜特舒硬性接触镜冲洗液	聚六亚甲基双胍（0.00015%）	氯化钠（0.9%）、磷酸氢二钠、磷酸二氢钠、纯化水	无菌缓冲生理盐水溶液

（四）硬性接触镜双氧水系统

表17　常用硬性接触镜双氧水系统产品参数

生产商（经销商）	产品名称	H_2O_2浓度	中和制剂	其他成份
上海优泉光学产品有限公司	优可伶双氧水接触镜消毒液	3%	—	—
上海优泉光学产品有限公司	优可伶双氧水接触镜消毒液中和片	—	过氧化氢酶	PVP90、枯草杆菌蛋白酶、核黄素、叶绿素等

（五）除蛋白液

表18　常用除蛋白液产品参数

生产商（经销商）	产品名称	适用镜片类型（软/硬性接触镜）	防腐剂/活性成份	备注
博士伦（上海）贸易有限公司	博视顿®硬性角膜接触镜酶清洁剂	硬性接触镜	蛋白水解酶（枯草杆菌蛋白酶）、甘油（丙三醇）	周用型蛋白清除剂
爱博诺德（北京）医疗科技股份有限公司	iBright®普诺瞳®舒明®硬性接触镜酶清洁剂	硬性接触镜	碱性蛋白水解酶（枯草杆菌蛋白酶）、丙三醇、硼酸、十水合四硼酸钠、氢氧化钠等	
欧普康视科技股份有限公司	镜特舒硬性接触镜深度洁净液	硬性接触镜	无防腐剂	杀菌剂：次氯酸钠

（六）硬性接触镜清洁液

表19　常用硬性接触镜清洁液产品参数

生产商（经销商）	产品名称	适用镜片类型（软/硬性接触镜）	主要成份	备注
博士伦（上海）贸易有限公司	博视顿®硬性透气角膜接触镜清洁液	硬性接触镜	烷基乙醚硫酸盐9.8%（阴离子表面活性剂）、羟乙基烷基苯酚（非离子表面活性剂）、氯化钠，二氧化硅悬浮液（超微型电离摩擦增强剂）、磷酸氢二钠、三季可可盐基磷酸盐（阴离子表面活性剂）、二氧化钛（显色剂）	在每次使用镜片后及护理前使用

五、生理盐水

表20　常用生理盐水产品参数

生产商（经销商）	产品名称	防腐剂	其他成份
爱博诺德（北京）医疗科技股份有限公司	iBright®普诺瞳®清眸®硬性角膜接触镜冲洗液	聚六亚甲基双胍	含氯化钠、氯化钾、pH缓冲剂和水
爱博诺德（北京）医疗科技股份有限公司	iBright®普诺瞳®清眸®硬性角膜接触镜冲洗液（喷雾型）	—	含氯化钠、氯化钾、pH缓冲剂和水
台湾信东生技股份有限公司（福州信东长惠贸易有限公司）	奥普铁克隐形眼镜生理盐水	无	其他成分类似人工泪液

六、润眼液

表21 常用润眼液产品参数

生产商(经销商)	产品名称	是否单支包装	能否配戴接触镜时使用	防腐剂/活性成份
博士伦(上海)贸易有限公司	博视顿®硬性透气角膜接触镜润滑液	是	是	羟乙基纤维素、多聚季胺盐、阳离子纤维素衍生聚合物、聚乙烯醇、氯己胺葡萄糖酸盐0.006%、依地酸二钠0.05%
AVIZOR, S.A.(上海优泉光学产品有限公司)	优润隐形眼镜润滑液	否	是	PHMB、透明质酸钠0.1%
北京远程视觉科技有限公司	悦视隐形眼镜润滑液	是	是	聚氨丙基双胍0.00012%
爱博诺德(北京)医疗科技股份有限公司	iBright®普诺瞳®润晰®硬性接触镜润滑液	否	是	聚六亚甲基双胍(PHMB)、聚乙烯基吡咯烷酮(PVP K90)、α-丙二醇、乙二胺四乙酸二钠(EDTA-2Na)、硼酸、氯化钠以及十水合四硼酸钠等成分
台湾信东生技股份有限公司(福州信东长惠贸易有限公司)	奥普铁克可丽润养隐形眼镜润滑液	是	是	含0.15%透明质酸钠(玻璃酸钠),类似人工泪液,不含任何防腐剂
台湾信东生技股份有限公司(福州信东长惠贸易有限公司)	奥普铁克隐形眼镜润滑液	是	是	类似人工泪液,不含防腐剂
海昌隐形眼镜有限公司	海昌SHE隐形眼镜润滑液	否	是	聚六亚甲基双胍、泊洛沙姆、乙二胺四乙酸二钠、羟丙基甲基纤维素
欧普康视科技股份有限公司	镜特舒硬性接触镜润滑液	否(12mL/瓶)	是	聚六亚甲基双胍/透明质酸钠、乳酸钠

七、接触镜电泳解离除蛋白杀菌护理仪器

表22　常用接触镜电泳解离除蛋白杀菌护理仪器产品参数

生产商（经销商）	产品名称	适用镜片类型	技术原理	原料	备注
苏州三个臭皮匠生物科技有限公司	艾普晶®	硬性巩膜接触镜	电泳解离Elepy 2.0	无防腐剂生理盐水	护理时长： 标准模式15分钟 强效模式30分钟
苏州三个臭皮匠生物科技有限公司	接触镜电泳解离除蛋白杀菌护理仪	软/硬性接触镜	电泳解离Elepy 2.0	仅搭配生理盐水使用，不含任何防腐剂	

八、软性接触镜和硬性透气性接触镜的配前检查和验配

验配软性接触镜（Soft Contact Lens，SCL）和硬性透气性接触镜（Rigid Gas Permeable Contact Lens，RGPCL）需要经过系统的验配流程，验配前首先应完成病史采集和配前检查。

（一）病史采集和配前检查的目的

1）评估配镜者的需求，了解配镜者配戴接触镜的目的，如职业需要、社交美容、控制近视等。还需了解配镜者是希望长期配戴还是偶尔配戴，是整日配戴还是短时配戴。

2）基于病史采集和配前检查结果，参考接触镜的适应证和禁忌证，评估配镜者是否适合配戴接触镜。

3）通过配前检查，获取配镜者眼部参数，以选择合适的镜片类型。

4）基于配镜者的需求和配前检查结果，为配镜者建议接触镜类型，告知验配流程、费用和随访要求。

（二）病史采集

进行病史采集时需要获取配镜者的如下信息：年龄、职业、业余爱好、接触镜配戴史、配戴接触镜的目的和配戴时间、是否存在配戴接触镜的禁忌证。

通过病史采集，可在验配前与配镜者进行沟通，建立良好的医患关系，获得配镜者的信任，为后期验配做好准备，使验配更高效。在沟通过程中，应避免夸大接触镜的优点或缺点。

（三）配前检查

1. 屈光和视力检查

通过客观验光和主觉验光，获得配镜者的屈光不正度数。测量配镜者的裸眼视力和戴镜矫正视力。屈光和视力检查有助于明确配镜者是否适合配戴接触镜，确定合适的接触镜类型及屈光度。

2. 眼部健康检查

1）裂隙灯显微镜检查：裂隙灯显微镜检查是接触镜验配和随访中必做的检查项目。在配前检查中，裂隙灯显微镜检查主要评估配镜者外眼和眼前节健康情况、泪膜的质量（泪液分泌量和泪膜稳定性）。此外，检查过程中，还需留意配镜者的瞬目习惯、瞬目频率（正常为每分钟12~15次），是否存在瞬目不全、眼睑闭合不全的情况。裂隙灯显微镜检查也可测量配镜者水平可见虹膜

直径（Horizontal Visible Iris Diameter，HVID)，为后续接触镜直径的确定提供依据。裂隙灯显微镜检查方法和评估内容如下。

（1）弥散照明法：使用弥散光线，结合低倍放大率，检查配镜者外眼和眼前节的大致情况，如检查眼睑、结膜、巩膜、角膜和虹膜。观察配镜者是否存在翼状胬肉、倒睫、睑板腺堵塞、睑缘分泌物等。

（2）直接焦点照明法：将裂隙光束直接照射在观察系统对焦的部位，可用于精确判断眼表病灶的深度，是最常用、最基本的照明方法。根据裂隙光束的宽度和（或）高度，可把光束分为光学切面、平行六面体、锥形光束等。

（3）间接焦点照明法：将裂隙光束投射在所观察的结构的一侧，通过裂隙光束的侧向散射光照射所要观察的结构，通常结合高倍率观察，可发现角膜的细微改变，如角膜新生血管、角膜上皮微囊、上皮糜烂等。

（4）后照法：用裂隙光束照亮被观察结构后面的组织，被照亮组织作为第二光源，通过漫反射照亮前方的结构，通常结合中至高倍率观察。常使用直接后照法观察角膜新生血管、角膜异物、角膜浸润等。

（5）镜面反射法：利用镜面反射原理，结合高倍率，观察角膜内皮细胞的形态。操作时，裂隙灯显微镜的照明光路和观察光路夹角为60°，观察系统的焦点对准角膜内皮，在单眼高倍率下观察角膜内皮细胞。

（6）角膜缘分光照明法：该方法利用光线在透明的角膜内发生全反射，观察角膜中的异常区域，如角膜云翳、瘢痕、新生血管等。具体操作：将裂隙光束从斜向照射角巩膜缘，由于角膜的透明性，光线在角膜内全反射，裂隙灯显微镜的焦点聚于角膜处进行观察。

裂隙灯显微镜检查的注意事项：采用裂隙灯显微镜检查评估睑结膜健康情况时，应先用白光进行检查，然后使用染色剂（如荧光素钠）染色后，再次使用钴蓝光进行检查。此外，检查过程中如配镜者多次翻转上眼睑，也可能导致异常染色增加。

2）眼底健康检查：使用检眼镜检查眼底健康情况，排除眼底异常。建议常规保存配镜者的配前双眼眼底照相图片。

3. 眼部参数测量

1）角膜曲率和角膜地形图检查：采用角膜地形图采集配镜者的角膜曲率，了解角膜整体形态。软性接触镜的验配也可参考角膜曲率计的测量值。角膜曲率和角膜地形图检查可为后续的接触镜基弧选择提供参考依据，为验配者提供详细的角膜形态数据，有可能在早期发现角膜的异常形态，如圆锥角膜、角膜瘢痕等；结合角膜形态、散光分布和散光量、屈光检查结果，帮助验配者确定配镜者所需的接触镜类型。

2）角膜直径和瞳孔直径测量：可采用毫米尺、角膜地形图测量角膜水平和垂直直径，以及明暗环境中的瞳孔直径。角膜直径测量可为接触镜直径的确定提供参考依据，瞳孔直径测量可为镜片光学区直径的设计提供参考依据。

4. 评估配镜者的需求和检查结果，确定接触镜类型

配镜者的戴镜需求、病史和检查结果为选择合适的接触镜类型提供了参考依据。个体戴镜需求不同，选择的接触镜类型可能有所不同。此外，不同的眼科医生和视光师也可能有不同的接触镜验配喜好。因此，选择接触镜类型时需要参考多方面因素来决定。此处列举部分典型案例中接触镜类型选择建议：

1）若配镜者高度近视伴高度散光，希望每日配戴，可建议选择含高透氧材料的硬性接触镜。

2）若配镜者低度近视且偶尔配戴，可建议选择水凝胶或硅水凝胶软性接触镜。

3）若配镜者低度近视且仅运动时配戴，可建议选择水凝胶或硅水凝胶软性接触镜。

4）若配镜者高度近视，配前检查发现角膜缘新生血管，希望每日配戴接触镜，可建议选择含高透氧材料的硬性接触镜。

5）若配镜者中度近视，合并–1D以内的散光，希望偶尔配戴，可建议选择水凝胶或硅水凝胶材料、球面设计的软性接触镜。

6）若配镜者中度近视，存在超过–1D的屈光性散光，但角膜是球面，希望每日配戴，可建议选择硅水凝胶材料的环曲面设计软性接触镜。

此外，还需要评估配镜者的戴镜需求、配镜意愿是否强烈、经济条件是否良好，如果验配中提示配镜者即将出现老视，还需要评估其是否需要配戴阅读眼镜。

5. 与配镜者沟通、讨论接触镜方案

向配镜者解释其检查结果，并基于配镜者的个人需求和检查情况，建议接触镜类型，介绍各种接触镜的优缺点。向配镜者解释推荐特定类型接触镜的理由，并告知后续的验配流程、费用和后续护理随访的细节。

（四）接触镜的验配方法

接触镜的验配方法主要包括经验验配法、试戴片验配法和库存片验配法。

1. 经验验配法

将配镜者的眼部参数测量结果（如角膜水平直径、屈光检查处方）发送给接触镜生产商，生产商将基于眼部参数测量结果定制接触镜。

1）经验验配法的优点：

（1）不需要在诊室进行试戴。

（2）简便易行，无需库存镜片。

2）经验验配法的缺点：

（1）仅依据眼部参数测量结果来确定所需接触镜的所有参数并不十分准确。

（2）在订购的接触镜镜片返回之前，不能评估镜片在配镜者眼内的配适是否合适。

2.试戴片验配法

试戴片验配法是目前最为常用的验配方法。验配者通常在诊室储备有各种基弧、直径和屈光度的接触镜试戴片。验配者基于配镜者的配前检查结果，选择最接近配镜者眼部参数的试戴片，让配镜者试戴。配镜者配戴试戴片后，待镜片稳定，由验配者进行配适评估。如果第一片试戴片配适不理想，则选择第二片试戴片，并再次进行配适评估，直至获得满意的配适。在获得满意的配适后，再进行片上验光。基于配适评估和片上验光的结果定制接触镜。

1）试戴片验配法的优点：

（1）配镜者可以体验镜片戴入眼内的感受。

（2）可以实时评估不同接触镜镜片设计的配适情况，及时调整。

（3）通过试戴，可以节约确定镜片类型和参数的时间。

（4）通过试戴，可以提高接触镜验配成功率，减少后期换片的成本。

（5）增加配镜者配戴接触镜的信心，提升验配者的专业形象。

2）试戴片验配法的缺点：

（1）需要试戴片，增加成本。

（2）增加了验配、清洁、消毒试戴片的时间。

（3）试戴片若受污染且未得到适当消毒，再次使用可能引起交叉感染。

（4）对验配者的经验和技巧要求更高，学习曲线相对更长。

3.库存片验配法

库存片验配法主要适用于软性接触镜验配。验配者通常在诊室内储备有大量库存镜片，其验配程序类似于经验验配法。但是，在有库存片的情况下，会有更多的适用镜片，验配者可以直接从库存片中获取最终确定的镜片，立即配发给配镜者。

1）库存片验配法的优点：

（1）配镜者可以立即获得镜片，节省时间。

（2）镜片丢失或损坏时，可以立即从库存片中获取新镜片。

2）库存片验配法的缺点：

（1）增加成本。

（2）一旦打开接触镜镜盒，就不能再复原退回。

（3）由于接触镜材料和设计不断迭代更新，验配者持有的大量库存镜片可能在数月内就过时了。

（4）如果基于配镜者眼部参数确定的接触镜参数与库存镜片参数不能完全匹配，验配者可能会为配镜者配发一片有库存但配适相对不太理想的接触镜，而不是订购一个库存中没有但配适更好的镜片。

需注意的是，日抛型或频繁更换型软性接触镜不存在上述大部分缺点。

（五）接触镜验配注意事项

1）对于验配者和配镜者，每次接触镜片前都需要彻底清洁双手。验配者需要教会配镜者如何正确洗手。

2）使用试戴片验配法进行验配时，应选择屈光度接近配镜者处方的试戴片。

3）如果配镜者的双眼角膜曲率接近，可考虑给其试戴同一品牌但不同基弧（其中一只比另一只更陡或更平）的接触镜，从而快速评估不同基弧的镜片在眼内的配适情况，为后续调整镜片参数提供参考依据，节约时间。

4）对于软性接触镜，镜片最终屈光度应根据框架眼镜处方换算（屈光度≥4D，需要进行顶点距离换算）。戴镜后片上验光如果没有达到预期值，需再次检查试戴片屈光度或者再次复核配镜者的验光结果。

5）在开具接触镜片最终处方前，务必再次检查试戴片的参数。

6）如果使用传统的接触镜试戴片，务必清洁所有使用过的试戴片，并将清洁过的试戴片存放在新鲜的消毒液中。

7）对于"干燥储存"的硬性接触镜，需先对试戴片进行清洁并保持干燥，再将其放入合适的镜盒。对于"湿储存"的硬性接触镜，需要清洁试戴片后，再将其储存在新鲜的储存液中。

（六）接触镜处方书写

验配者在定制接触镜时，通常需要在接触镜处方单上填写以下信息：

1）配镜者基本信息，如姓名、性别、年龄。

2）接触镜的品牌和设计，如球面设计、环曲面设计、多焦设计等。

3）接触镜的基弧、直径、屈光度。

4）镜片颜色（仅适用于硬性接触镜）。通常右眼和左眼镜片颜色不同，便于区分。

5）验配者的姓名。

6）订片日期。

九、软性接触镜和硬性透气性接触镜的配发

验配者在订购的接触镜返回验配机构、发放给配镜者前，应检查镜片质量、核对镜片参数，如核对镜片屈光度、基弧和直径，检查镜片是否有破损或缺陷（抛弃型镜片除外）。

在配发接触镜片时，验配者应教会配镜者正确的洗手方法、护理镜片的方法、戴镜和摘镜的方法，告知配镜者接触镜的配戴时长、后续的随访时间表。对于以前配戴过接触镜的配镜者，验配者需要让配镜者演示一遍其戴镜、摘镜和清洁、冲洗、消毒镜片的完整流程，在必要时对配镜者进行指导、纠正。

（一）配镜者的卫生指导

验配者应教给配镜者正确的洗手方法。配镜者需定期修剪手指指甲。在戴镜和摘镜前，都应使用肥皂或洗手液彻底清洁双手，使用流动水冲洗双手，然后用干净、不掉屑的纸巾把手擦干。世界卫生组织（WHO）建议：洗手时，双手揉搓时长为20~30秒，洗手总时长为40~60秒。洗手前应打开镜盒、护理液和润眼液的瓶盖。手部清洁完成后，在接触镜片之前，双手（尤其是接触镜片的手指）不应接触任何其他物品。在使用吸棒等配件前，应使用护理液清洁、生理盐水将其冲洗干净。在使用吸棒等配件后，也应使用护理液对其进行清洁冲洗，擦干后放回储存盒。对于需要化妆的配镜者，戴镜和摘镜都应先于化妆或卸妆。

（二）接触镜镜片护理指导

除日抛型接触镜外，其他类型的接触镜从眼内取出后都需要对其进行清洁、冲洗和消毒。眼科医生和视光师应向配镜者讲解并演示清洁、冲洗和消毒接触镜的步骤，告知配镜者护理液的作用及正确的使用方法，并确保配镜者已理解所有的流程。

应根据接触镜的类型选择护理系统。如果配镜者既往使用过护理液，应询问其是否存在不良反应，根据配镜者既往病史调整镜片护理方案。

护理液和润眼液的瓶尖不应接触镜片、配件或者配镜者的皮肤，以免造成污染。

日常清洁镜片时，应采用多功能护理液或接触镜清洁剂揉搓镜片的内外表面。世界卫生组织（WHO）建议：接触镜每一面揉搓5~10秒即可，揉搓时间不宜太长，以免镜片出现划痕或破损。清洁揉搓镜片后，使用生理盐水彻底冲洗镜片。清洗镜片后，应将镜片浸泡在消毒液中消毒至少6小时，保持镜片的无菌性。对于硬性透气性接触镜、常规软性接触镜，建议定期去蛋白质（每周1次），从而去除镜片表面的顽固蛋白质，提高戴镜的舒适度，延缓镜片的变形和老化。

此外，使用护理产品前，需留意其有效日期，不可使用过期的护理产品。护理液开封后，最好

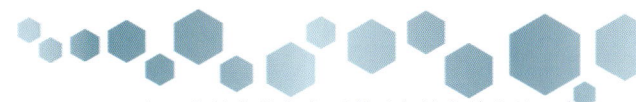

每月更换1次。护理液不可存储在冰箱中,低温会降低护理液的效力。

眼干是接触镜配戴者最常见的问题。如果眼干并不是由镜片配适、护理液过敏及其他镜片相关问题引起,则可以为配镜者开具无防腐剂的人工泪液,缓解眼干的症状。

告知配镜者配戴接触镜后可能出现的正常和异常症状及体征。正常症状及体症包括戴镜初期轻度流泪和不适,能感知镜片在眼内移动。异常症状和体征包括持续眼红、疼痛、不适或视力下降等。配戴接触镜后,如果出现剧烈疼痛,应立即停戴,并及时就医。

(三)接触镜配件护理指导

接触镜配件,如镜盒、吸棒等,需要每天使用多功能护理液或肥皂液清洁结合小软刷(如软头牙刷)刷洗,并用流动水冲洗,将镜盒倒置风干或用干净、不掉屑的纸巾擦干。镜盒在潮湿状态下不能直接盖上盖子。镜盒和吸棒等配件应存放在阴凉干燥处,并在每次使用前使用多功能护理液揉搓、清洁、冲洗。此外,接触镜镜盒中的陈旧护理液应及时倒掉,避免重复使用。

接触镜镜盒和吸棒等配件应每周消毒1次。可使用沸水消毒:将镜盒和吸棒等配件浸泡在装有沸水的有盖容器中10分钟(对于放置硬性透气性接触镜的柱形盒,需注意,只浸泡镜盒柱体,两侧的塑料镜片夹不要放入沸水中,以免变形),然后用干净纸巾擦干或自然风干。镜盒和吸棒等配件建议每月更换1次。

(四)制定接触镜配戴时间表

首次配戴接触镜,或者停戴接触镜超过3天的配镜者,应重新制订接触镜配戴计划。对于硬性透气性接触镜,建议第一天配戴2~4小时,而后每天增加1~2小时,直到实现全天配戴。对于软性接触镜配戴者,建议第一天配戴4~6小时,之后每天增加1~2小时,直到实现全天配戴。对于硅水凝胶软镜,建议第一天配戴6小时,之后每天增加2~4小时,直到实现全天配戴。

(五)制定复查随访时间表

配镜者在配戴软性接触镜和硬性透气性接触镜1周后应进行第一次常规复查随访。复查随访建议安排在下午,因为随着配戴时间延长,镜片配适可能会变紧,进而出现不良反应。后续复查随访应安排在戴镜1个月、3个月、6个月、12个月。如配戴过程中有任何异常,可根据实际情况增加复查随访频次。

在复查随访中,应详细记录配镜者的主诉、戴镜舒适度和其他的体征和症状,并记录配镜者每周配戴接触镜的天数、每天配戴接触镜的时长及当天戴镜时长。应检查配镜者在护理接触镜时的手卫生情况、戴镜和摘镜的流程,必要时对其进行指导、纠正。

检查配镜者配戴接触镜时的矫正视力,并进行片上验光,采用裂隙灯显微镜检查评估镜片配适和镜片的情况。

摘下接触镜后,应评估配镜者眼部健康情况,包括角膜、角巩膜缘、睑结膜、球结膜、眼睑和睑缘。采用荧光素钠染色检查评估角膜完整性。还应检查摘下的镜片的完整性、清洁度。基于复查随访结果,为配镜者提供建议和制订后续的戴镜计划。

在使用荧光素钠染色评估眼表健康后,配镜者在重新戴镜之前应彻底冲洗眼睛。

检查配镜者现有的框架眼镜屈光度,确保配镜者有合适的备用眼镜。

十、软性接触镜和硬性透气性接触镜的复查随访

配镜者配戴软性接触镜或硬性透气性接触镜后,需要定期复查随访。不管是软性接触镜还是硬性透气性接触镜,配镜者配戴后,在没有任何异常的情况下,复查随访时都应配戴接触镜就诊,最好是已经配戴接触镜至少4小时以上。

软性接触镜和硬性透气性接触镜的常规复查随访周期:初次配戴后1周、1个月、3个月,以后至少每半年随访1次。如有特殊情况,需根据个体情况增加随访频次。

(一)复查随访的内容

1)检查接触镜的配适情况。
2)评估配镜者配戴接触镜后眼部健康情况的变化。
3)评估接触镜镜片的完整性。
4)发现不良反应及时处理,并为配镜者提供后续配戴建议。

验配者需要向配镜者强调复查随访的重要性。很多情况下,由配戴接触镜引起的眼部异常变化可能并不会让配镜者出现任何症状。如果在早期发现这些异常并及时处理,配镜者则可以继续安全地配戴接触镜。

(二)复查随访时需要询问配镜者的信息

1. 配镜者日常配戴接触镜的模式

询问配镜者是否每日配戴接触镜、每日戴镜时长。如果不是每日戴镜,则应明确戴镜频率和具体时长。此外,需记录在此次复查随访前已配戴接触镜多长时间。

在询问过程中,留意配镜者是否有超长时间配戴的现象。如果存在,应及时纠正,避免导致并发症。

对于偶尔或短期配戴接触镜的配镜者,留意其有无戴镜不适和(或)不耐受的迹象。

2. 配镜者配戴接触镜后是否存在异常症状

询问配镜者配戴接触镜后是否出现异常症状,并记录相关信息。

1)异常症状的严重程度。
2)出现异常症状的频率。
3)出现异常症状的具体眼部位置。

4）出现异常症状的具体时间。

5）异常症状的持续时间。

6）有无加重异常症状的因素。

7）有无减轻异常症状的因素。

需要留意配镜者描述的部分异常症状可能并不是由接触镜引起的，而是由其他眼部疾病导致的。配镜者配戴接触镜后，可能出现的常见症状和原因见表23。

表23 配镜者可能出现的常见症状和原因

症状	出现的时间	可能的原因
镜片活动度过大	配戴接触镜后	·左右眼镜片混淆戴错 ·镜片配适偏平坦 ·接触镜相关乳头性结膜炎（CLPC） ·软性接触镜戴反
视觉问题：光晕、雾视、虹视	戴镜1天结束时	·角膜水肿
	配戴接触镜初期	·戴镜初期，适应过程中过多泪液分泌
视物模糊、视物变形	戴镜后一直存在	·左右眼镜片混淆戴错 ·镜片屈光度存在误差 ·环曲面镜片定位有误 ·角膜上皮糜烂、浅层点状角膜炎、角膜溃疡
	戴镜一天结束时	·角膜水肿 ·镜片清洁不当，表面沉淀物堆积
	瞬目后	·镜片配适偏平坦 ·泪液污染 ·环曲面镜片定位不良
	疲惫时	·近视过矫，配戴接触镜时付出过多调节
	仅出现在看近时	·近视配镜者配戴接触镜后近距离集合和调节需求增加 ·瞬目频率下降导致接触镜表面干燥 ·眼睑压力导致软性接触镜变形
	暂时的，瞬目后好转	·镜片表面湿润性不佳 ·软性接触镜配适偏紧
取下接触镜后，配戴框架眼镜视物模糊	持续数小时	·角膜水肿
	持续数天	·配戴接触镜后角膜曲率发生改变（尤其见于硬性接触镜配戴者）
充血	配戴接触镜后立即出现	·镜片表面清洁护理液残留 ·对护理液中的防腐剂过敏 ·镜片划痕、破损 ·角膜上皮糜烂、浅层点状角膜炎、角膜溃疡
	戴镜1天结束时	·配适不良 ·接触镜表面沉淀物聚积
	持续整晚	·角膜上皮糜烂、浅层点状角膜炎、角膜溃疡、角膜炎 ·过敏性或细菌性结膜炎 ·注意：如果配镜者主诉充血，需要留意充血部位

续表

症状	出现的时间	可能的原因
疼痛、刺激或不适	持续存在	·角膜上皮糜烂、浅层点状角膜炎、角膜溃疡 ·镜片配适偏紧
	瞬目后异物感明显	·镜片配适偏平 ·接触镜破损、划痕
	配戴接触镜后	·软性接触镜戴反 ·配戴接触镜初期,适应过程 ·镜片表面清洁护理液残留 ·接触镜下有异物
	戴镜1天结束时	·接触镜表面沉淀物聚积 ·角膜上皮水肿
	多风或干燥的环境	·接触镜表面湿润性不佳
	女性月经周期的特定时间	·激素变化对角膜和泪液产生影响

3. 询问配镜者使用的接触镜护理产品

记录配镜者目前正在使用的接触镜护理产品信息,并询问配戴过程中有无换用其他接触镜护理产品。如有,请配镜者列出换用的护理产品信息及具体的更换时间,询问并记录配镜者更换护理产品的原因。

(三)接触镜镜片配适评估

戴镜状态下进行裂隙灯显微镜检查。

1. 硬性透气性接触镜配适评估

1)白光下观察:检查镜片中心定位、瞬目后的镜片活动度。

2)荧光素钠染色后钴蓝光下观察:检查镜片和角膜的匹配程度、镜下泪液循环是否良好。

2. 软性接触镜配适评估

白光下观察:检查镜片中心定位、覆盖度、瞬目后的水平和垂直滞后量、活动度。

3. 戴镜评估的注意事项

1)配镜者是否存在不完全瞬目的习惯,如存在,则应告知配镜者正确的瞬目方式。

2)接触镜表面是否有沉淀物,如有,需记录沉淀物的类型和聚积位置。

3)镜片表面的泪膜质量是否良好,镜片表面是否有碎屑、脂质污染物,瞬目后镜片上是否会形成干燥斑。

4）镜片上是否存在划痕、破损。

（四）戴镜状态下评估眼部健康情况

配戴接触镜引起的部分眼部异常变化可能在摘镜数小时后消失，因此，应在戴镜状态下评估配镜者眼部健康状况，需要注意配镜者眼部是否存在角膜水肿、基质条纹等异常改变。

（五）片上验光

1）检查配镜者的戴镜视力。

2）留意配镜者瞬目前后矫正视力是否有波动。

3）片上验光应先加球镜，如果矫正视力仍不能达到预期，则添加柱镜。

4）对于硬性透气性接触镜配戴者，应在戴镜状态下，检查角膜曲率（实际测量的是镜片前表面曲率），从而判断镜片是否有变形。

（六）调节功能和双眼功能检查

检查配镜者的眼位、融像范围、调节功能、集合功能等，并与配戴框架眼镜时的结果进行比较。如果配镜者配戴接触镜后出现视疲劳症状，该项检查可为后续的处理提供依据。

（七）摘镜后评估配镜者眼部健康情况

让配镜者摘下接触镜，在这个过程中，检查者可以评估配镜者的摘镜方法是否正确，如有不当操作，可及时纠正。摘镜后的检查内容主要如下。

1. 裂隙灯显微镜检查

评估配镜者的外眼及眼前节健康情况，如眼部结构存在异常，应记录异常的位置、范围和深度。在记录复查随访结果时，建议采用统一的分级评估标准，以便与后续的复查随访记录进行对比。表24列举了配戴接触镜后不同眼表位置可能发生的并发症。

表24　配戴接触镜后不同眼表位置可能发生的并发症

位置	可能发生的并发症
角膜上皮	糜烂 擦伤 溃疡 微凹 水肿 点染（荧光素钠染色后） 微囊（常见于接触镜长戴者） 浅层点状角膜炎
角膜基质	中央水肿（常见于硬性接触镜）、弥漫性水肿（常见于软性接触镜） 条纹 浸润
角膜内皮	空洞 多形性改变 不规则 细胞密度降低
前房	炎症细胞闪辉
角巩膜缘血管	浅/深充血 血管网增生
结膜	充血 新生血管
睑结膜	水肿 结石 滤泡 乳头
睑缘	睫毛根部皮屑 充血 水肿
泪膜	脂质污染 黏液碎屑 干燥斑 泪液黏度改变

2. 角膜曲率计/角膜地形图检查

比较摘镜后的角膜曲率与戴镜前、每次随访测量的结果有无差异。

也可通过视网膜检影法/自动验光仪，留意视网膜检影反光有无变形，自动验光仪的角膜反射像是否有扭曲变形，从而判断配戴接触镜后角膜形态是否发生异常变化。

（八）接触镜镜片检查

将配镜者取下的镜片放置于白色光源（如裂隙灯光束）前进行检查。观察检查镜片表面是否有沉淀物，如有沉淀物，记录其类型，如蛋白质、脂质、黏液、钙质、无机物。

此外，对于软性接触镜，还应检查镜片是否有变色、破损或嵌入异物。对于硬性接触镜，应检查镜片是否存在划痕、破损。对于开窗设计的硬性接触镜，应检查镜片的开窗位置是否有阻塞。

（九）异常情况处理

复查随访时如发现异常，需及时处理。

1）调整或更换镜片参数。

2）重新为配镜者验配合适的接触镜。

3）对于发生严重眼表并发症的配镜者，应建议其暂停配戴接触镜，并转诊至眼表专科医生，做进一步的诊疗处理。待眼表恢复正常后，重新戴镜评估配适，再制订后续配戴计划。

（十）检查配镜者的摘戴护理流程

1）检查配镜者的手卫生。

2）检查配镜者的摘镜、戴镜方法。

3）检查镜片的护理和保存方法。

（十一）复查随访总结

1）总结本次复查随访的结果，列出问题、原因和建议的处理措施。

2）对配镜者的后续戴镜计划提出建议。

3）预约下一次复查随访的时间。

需要向配镜者强调复查随访的重要性。向配镜者说明，如果其未能按时到验配机构复查随访，验配机构将不承担因配戴接触镜引起的任何不良后果。

此外，需提醒配镜者，每次随访复查时需携带其常用的框架眼镜。